DE

L'ÉLECTRICITÉ

EN THÉRAPEUTIQUE,

PAR

LE DOCTEUR JULES MASSÉ.

Prix : 1 franc.

PARIS.

CHEZ J.-B. BAILLÈRE,

LIBRAIRE DE L'ACADÉMIE NATIONALE DE MÉDECINE,

RUE HAUTEFEUILLE, 19.

A LONDRES, CHEZ H. BAILLÈRE, 219, REGENT STREET,

A MADRID, CHEZ C. BAILLY-BAILLÈRE, CALLE DEL PRINCIPE, 11.

1850

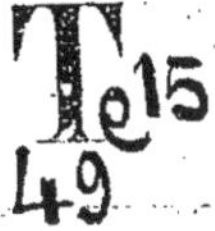

DE

L'ÉLECTRICITÉ

EN THÉRAPEUTIQUE,

PAR

LE DOCTEUR JULES MASSÉ.

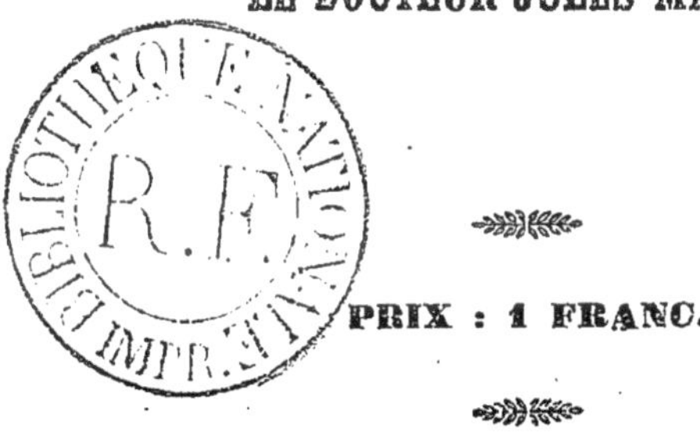

PRIX : 1 FRANC.

PARIS.

CHEZ J.-B. BAILLIÈRE,

LIBRAIRE DE L'ACADÉMIE NATIONALE DE MÉDECINE

RUE HAUTEFEUILLE, 19.

A LONDRES, CHEZ H. BAILLIÈRE, 219, REGENT STREET,

A MADRID, CHEZ C. BAILLY-BAILLIÈRE, CALLE DEL PRINCIPE, 11.

1850

DE

L'ÉLECTRICITÉ

EN THÉRAPEUTIQUE.

Le praticien qui vient de parcourir les différents travaux publiés sur l'électricité employée en thérapeutique, tombe dans une étrange perplexité ! il éprouve une sorte d'éblouissement intellectuel et l'embarras d'un homme qui demandant conseil à un aréopage de savants, entendrait répondre oui et non, avec la même conviction et la même ardeur. Effectivement on reste effrayé des opinions contradictoires que l'on rencontre dans ces divers ouvrages. Que de théories, que d'explications, que de procédés opératoires ! Pour les uns, l'électricité est la panacée universelle; pour les autres c'est un fluide mystérieux, dont il faut laisser l'étude à la physique, mais que le bon sens et la prudence défendent d'employer en médecine. Celui-ci n'a de confiance que dans la machine électrique et dans les bains électriques et la stimulation des étincelles que cet instrument lui permet d'employer ; un autre ne comprend que l'électro-puncture et l'effet des courants *électro-chimiques* que cette méthode met à sa disposition; un troisième ne voit que la galvanisation cutanée et les secousses musculaires qu'elle imprime; un quatrième ne veut entendre parler que de l'appareil électro-magnétique et des merveilles qu'on en obtient tous les jours. Celui-ci avec MM. Andral et Ratier, déclare que l'électricité est, en thérapeutique, un moyen souvent dangereux, et, la plupart du temps insignifiant, un moyen qui impressionne vivement les malades par l'emploi des instruments qu'il nécessite, et, qu'en résumé, il ne deviendra jamais d'une application vulgaire, parce qu'il est difficile d'une part de se faire une idée des précautions nécessaires pour en assurer le succès, et que de l'autre le prix des appareils s'opposera toujours à ce que les médecins puissent généralement se les procurer. Celui-là, avec M. le docteur Fabré Palaprat, trouve que l'électricité peut être d'un si grand secours dans la thérapeutique qu'elle compte des succès, et dans la cataracte, et dans la syphilis et contre le tœnia. Un autre, avec M. La Beaume, après avoir plaisanté sur l'électro-puncture de chinoise origine (ce sont les Chinois qui nous ont donné l'idée de l'acupuncture, et M. de Sarlandière qui le premier l'a fait servir à l'introduction des courants électriques), un autre dis-je, prétend que l'électricité est une si grande ressource offerte au praticien, que grâce à ce nouveau moyen, non-seulement il a guéri les scrofules, le scorbut, les maladies mercurielles, mais qu'il a obtenu des succès incontestables dans les inflammations purulentes et jusque dans la phthisie. C'est à peine si, au milieu de toutes ces voix passionnées s'élèvent quelques paroles graves et consciencieuses comme celle de M. le docteur Andrieux : « Dans l'état actuel des connaissances, l'électricité produite par différents appareils peut être introduite dans le domaine de la thérapeutique, non pas comme un moyen spécifique, applicable à tous les cas sans distinction, mais comme un agent physique extrêmement puissant, dont les effets peuvent être prévus, calculés, modifiés et dirigés avec plus de facilité et de précision que ne le peuvent être la plupart des médicaments connus. » Le professeur Rostan, depuis l'article qu'il publia en 1823 dans le Dictionnaire de médecine, est revenu des craintes que lui avait tout d'abord inspirées ce nouveau moyen thérapeutique et il l'emploie même souvent; M. Guérard, dans son article du Dictionnaire en 30 volumes, article beaucoup plus scientifique que pratique, ne paraît pas ajouter une bien grande confiance aux usages thérapeutiques de l'électricité. « Cet agent si remarquable d'ailleurs, nous dit-il, a éprouvé le sort de tous ces remèdes qui, à l'époque de leur apparition, ne trouvent aucune maladie rebelle et néanmoins ne tardent pas à tomber dans le plus grand discrédit. »

Pour mon compte je crois qu'une grande partie des insuccès doit être attribuée, soit à l'inopportunité de l'application du moyen, soit à l'inexpérience des expérimentateurs. Depuis près de douze ans, j'ai employé l'électricité toutes les fois que son usage m'a paru suffisamment *indiqué*, et j'ai pensé intéresser mes confrères en leur racontant les résultats que j'en ai obtenus.

Attaché depuis longues années à M. le professeur Récamier, c'est lui qui, dans mes tentatives, m'a servi d'appui et de guide: c'est sous son inspiration, sous sa direction, enhardi par ses conseils ou sa présence, que j'ai presque toujours employé et étudié l'électricité comme moyen thérapeutique.

MANUEL OPÉRATOIRE.

§ 1.—*Instruments.*

Pour employer l'électricité, il est indispensable, tout d'abord, d'avoir un réservoir qui la fournisse, une machine qui la développe, un instrument qui la dégage.

On a mis en usage bien des appareils, la machine électrique, la pile de Volta, la pile de Wallaston, etc., etc. Mais ici je ne veux décrire que les instruments les plus usités et dont on connaît la puissance et les résultats.

I. Pile à charbon.

La pile à charbon se compose :

1° D'un vase en verre cylindrique et à large ouverture;

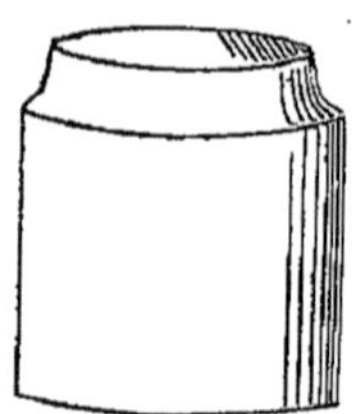

2° D'un cylindre en charbon, cerclé en cuivre à sa partie supérieure ;

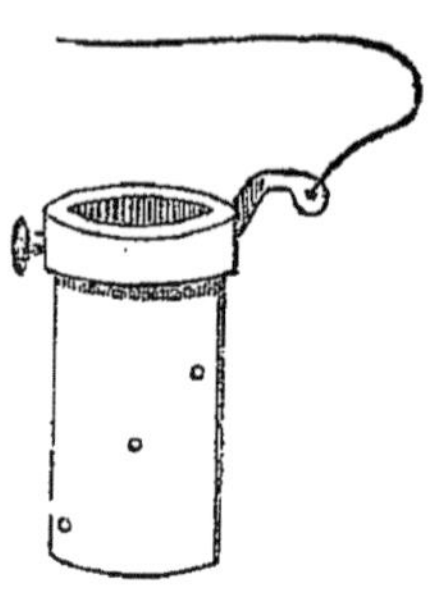

3° D'un vase tubulaire, fait en terre poreuse, et assez étroit pour entrer dans le cylindre de charbon ;

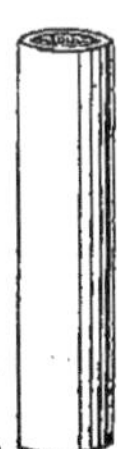

4° Enfin d'un tube en zinc façonné de manière à entrer librement dans ce dernier vase tubulaire.

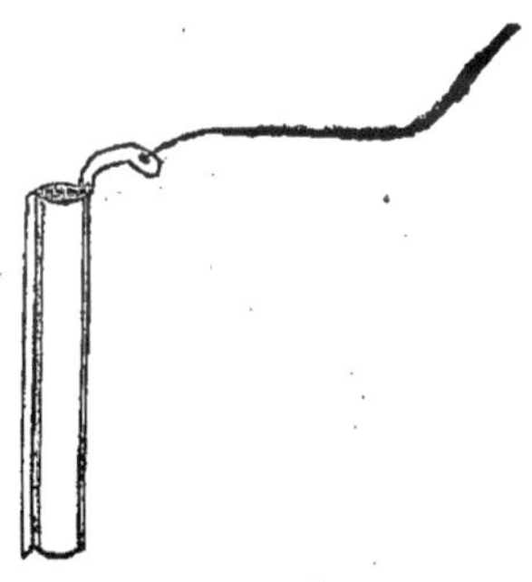

Le cylindre en charbon et le tube en zinc sont munis l'un et l'autre à leur partie supérieure d'une oreille en cuivre destinée à attacher les fils conducteurs.

Pour mettre cette pile en action, on verse dans le vase en verre de l'acide nitrique coupé d'un quart ou d'une moitié d'eau; on en verse seulement un quart de la capacité, à cause des autres objets que ce vase doit contenir; puis on y place le cylindre de charbon; on remplit le vase en terre, d'eau contenant un dixième d'acide sulfurique et on l'introduit dans le cylindre à charbon; enfin, au milieu de ce dernier récipient on plonge le tube de zinc, et l'électricité se dégage immédiatement.

J'ai employé cette pile pendant trois ou quatre mois. Elle a un avantage énorme, c'est qu'elle ne coûte que cinq francs et que, par conséquent, elle met l'électricité à la portée de toutes les bourses.

Mais elle a des inconvénients : elle ne fournit qu'un courant assez faible; elle s'use vite. En trois ou quatre mois, en opérant 30 ou 40 minutes par jour, j'ai été obligé de renouveler trois fois mon cylindre de charbon; ensuite les acides employés peuvent se répandre et brûlent alors tout ce qu'ils touchent, enfin, quand on a fini de se servir de cette pile, il faut bien vite transvaser les acides, opération fort délicate; puis il est urgent de laver à grande eau et d'essuyer chacune des pièces de l'appareil, opération fort ennuyeuse.

II. La pile à auge.

La pile à auge est une boîte de chêne, allongée, mastiquée à l'intérieur, garnie de plaques carrées de cuivre et de zinc soudées l'une à l'autre, posées de champ, disposées par couples parallèles et placées de telle sorte qu'il reste entre chaque couple un vide plus ou moins considérable, des interstices à peu près égaux.

Pour mettre cette pile en action, on remplit les vides, les interstices, d'eau contenant environ un vingtième d'acide chlorhydrique ou nitrique. C'est ce que les physiciens appellent la sauce. Des expérimentateurs recommandent de ne remplir la cuve qu'aux quatre cinquièmes de sa hauteur et d'avoir soin d'essuyer le bord supérieur des plaques et de la cuve. Je n'ai point reconnu que cette précaution fût indispensable. Quant au degré d'acidité de l'eau qui doit servir de véhicule à l'électricité, je la dose d'ordinaire en la goûtant, c'est-à-dire que j'en agis comme lorsqu'on veut faire de la limonade sulfurique; je plonge le doigt dans le liquide acidulé et je le porte à ma langue; suivant le degré d'âpreté que la langue perçoit, je juge que ma sauce est fort ou faiblement aiguisée. Si je veux des courants énergiques, j'acidule assez fortement. Dans le cas contraire, j'emploie une eau à peine sapide.

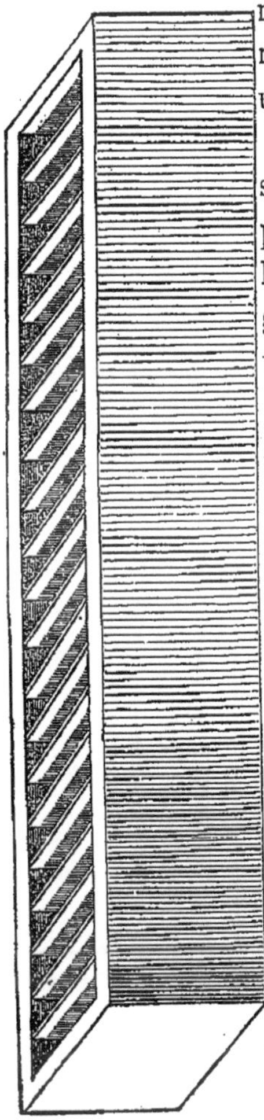

Les conducteurs de la pile se composent de deux plaques de cuivre qui se placent dans les interstices humectées. En haut de ces plaques est un prolongement percé d'un trou, et c'est à ce trou que s'attachent les fils métalliques.

Cette pile a des avantages. Le premier c'est de n'être pas d'un prix fort élevé : elle coûte 1 franc par couple, et une pile de 20 à 25 couples est de force à fournir l'électricité nécessaire pour la plupart des opérations. Le second est de permettre à l'opérateur de graduer la force des courants qu'il veut employer. J'ai déjà indiqué l'influence de la sauce et de son acidité, mais le nombre des couples qui séparent les conducteurs sert d'un régulateur bien plus certain. On commence par 4, 5, 6 couples et l'on va à 7, 8, 10, 20, etc., suivant la susceptibilité du sujet électrisé et le besoin de la maladie en traitement.

Mais cet instrument a aussi ses inconvénients. Ainsi, il nécessite encore l'emploi d'acides corrosifs; la conservation de la pile oblige encore, après qu'on s'en est servi, à des soins minutieux : il faut transvaser la sauce, il faut laver à grande eau et essuyer la pile et les plaques conductrices; enfin, les plaques de zinc et de cuivre arrivent promptement à s'oxyder et alors avec une lame de couteau on est contraint de les gratter et de les polir.

III. Appareil de Clarck.

L'appareil de Clarck est composée d'une masse d'acier fortement aimantée, près de laquelle sont mises en rotation deux bobines de fil isolé, bobines, qu'en physique, on appelle multiplicateurs; l'axe sur lequel tournent ces bobines est le réservoir de l'électricité dont elles se chargent. Des commutateurs et des conducteurs disposés versent les courants à droite et à gauche.

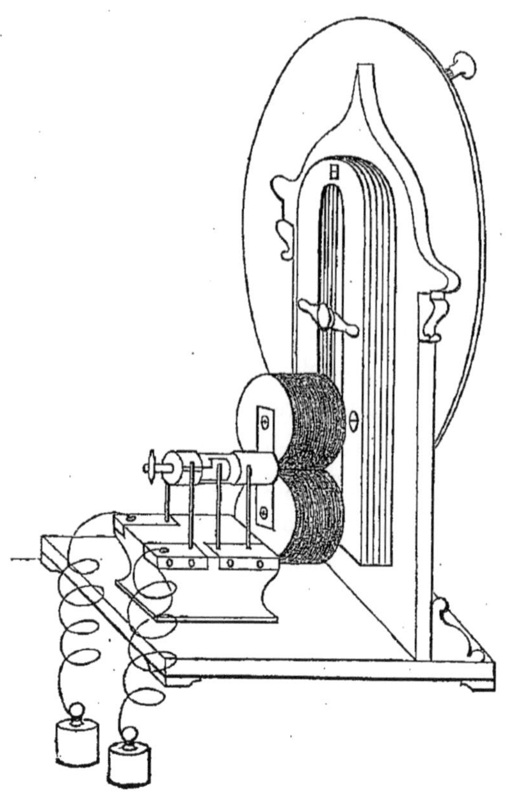

Le premier avantage de cet appareil est de ne nécessiter aucune préparation, et c'est à cause de cette circonstance que j'ai cru pouvoir en abréger la description.

Le second est de permettre de graduer la force des courants électriques qu'il procure : 1° plus la masse aimantée est rapprochée des multiplicateurs, plus les courants dont ils se chargent deviennent vigoureux. Une vis de rappel sert à approcher ou à éloigner la masse aimantée des bobines multiplicateurs ; 2° plus le mouvement de rotation est rapide plus la décomposition magnétique s'accélère, plus les courants acquièrent d'intensité ; 3° enfin, à la masse aimantée s'adapte un morceau de fer doux qui la fait travailler sans cesse afin d'en conserver toute l'énergie, car chacun sait que l'aimant exige un travail continuel. Or, ce morceau de fer soutire à la masse aimantée une partie de sa force ; si dans le moment de l'opération on l'enlève, les courants arrivent à leur plus haute puissance.

Les inconvénients de cet appareil sont : de coûter 3 ou 400 fr., de peser 30 ou 40 kilogrammes et d'être d'une structure très-peu portative.

IV. Appareil Breton frères.

L'appareil Breton est une boîte portative garnie d'un côté d'une manivelle qu'il faut tourner, de l'autre d'un bouton qu'on tire ou qu'on enfonce, suivant que l'on veut diminuer ou accélérer les courants. C'est ce qu'on appelle le graduateur ; au centre de la boîte se trouvent deux tiges métalliques auxquelles s'attachent les deux fils conducteurs, car ce sont les têtes des deux courants obtenus ; enfin, tout en haut de la boîte, se trouve une tige de fer doux, mobile, que l'on doit retirer avant de mettre la manivelle en mouvement. Cette machine n'est autre chose que l'appareil de Clarck, modifié de la façon que je vais dire.

Une masse aimantée forme le centre de la machine; deux bobines sont enroulées autour de chaque branche de l'aimant et font, là aussi, l'office de multiplicateurs; mais

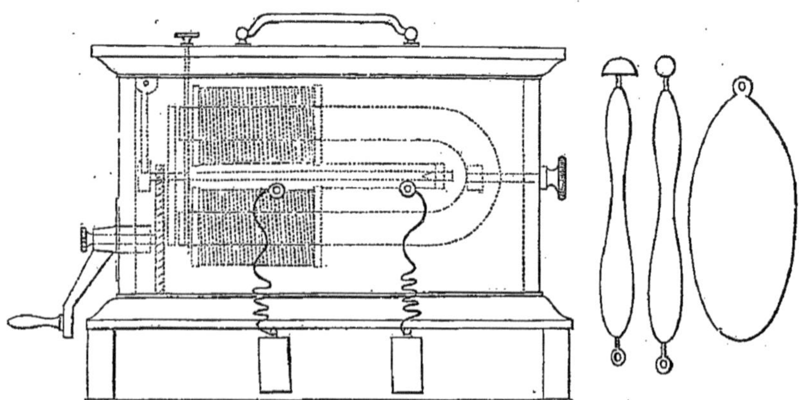

dans ce nouvel instrument les bobines sont fixes. Entre les deux bobines et au centre de la masse aimantée passe un axe d'acier que fait tourner la manivelle. Au pied de l'aimant muni de ces bobines, emmanchées dans l'axe d'acier mentionné tout à l'heure, une lame conductrice qui tourne comme l'axe lui-même, et se charge, dans sa rotation, de toute l'électricité dégagée.

Cet appareil a les mêmes avantages que l'appareil de Clarck : il est toujours prêt, il permet de graduer les courants au moyen du graduateur, mais il a plusieurs avantages sur celui de Clarck ; il coûte moins cher : 140 fr.; il est portatif, et, enfin, renfermé dans une boîte, il se trouve à l'abri de tous accidents. On pourrait peut-être lui reprocher d'être un peu plus limité dans sa puissance, mais cette puissance dépend de la force des aimants et de la capacité des multiplicateurs. MM. Breton ont confectionné un appareil pour M. Récamier, d'une force telle que les courants donnent des étincelles capables de fondre les métaux.

Conducteurs, plaques, aiguilles et boutons. — Pour toutes ces machines il est indispensable d'avoir des fils conducteurs qui doivent être en cuivre et isolés autant que possible. Les fabricants d'instruments en préparent qui sont garnis de soie et tournés en hélice. Ces conducteurs sont évidemment les meilleurs; mais un simple fil de cuivre peut également servir: seulement il faut avoir la précaution de l'isoler à l'endroit où l'on veut le saisir, afin de n'en point soutirer l'électricité avec la main qui le fait manœuvrer. — Les isolants les plus commodes sont : la soie, le verre, la gomme laque et même le bois. Pour la soie, on prend un ruban qu'on enroule autour du fil conducteur; pour le verre, on prend de petits tubes de verre à travers lesquels on fait passer le fil de cuivre; pour la gomme laque, on en enduit le fil ou les tiges conductrices; pour le bois, on le façonne en tube et on l'emploie comme le verre.

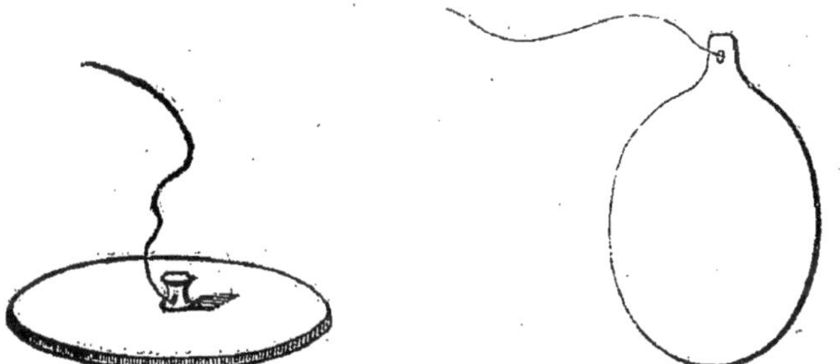

Les plaques sont en cuivre, d'une forme ovale ou cylindrique, garnies d'oreilles latérales ou de boutons médians auxquels on attache les conducteurs.

Enfin les aiguilles doivent être très-effilées : on en fait en or, en acier; les meilleures sont en platine.

Les boutons sont des boules de cuivre, supportées par des tiges isolées; ils servent pour introduire l'électricité sur des organes situés dans une cavité quelconque dans la bouche, dans le rectum, etc.

§ 2. — *Théories.*

Nos physiciens ont donné de l'électricité des théories diverses dans le dédale desquelles je ne veux point me perdre; mais pour les règles que je poserai tout à l'heure, il est urgent que j'en adopte une et c'est celle de Symner qui m'a paru la plus convenable.

Franklin, le grand Franklin, supposait un fluide unique répandu dans tous les corps et dont chaque être possède, selon sa capacité, une quantité plus ou moins grande. Tant que le fluide électrique est en équilibre dans un système du corps, rien ne manifeste sa présence au dehors, mais lorsque cet équilibre vient à être rompu par une çause quelconque, il tend aussitôt à se rétablir, et, de là, résulteraient les phénomènes observés. Bien, si le fluide électrique n'avait eu que la propriété d'attirer les corps, l'hypothèse d'un fluide unique eût suffi pour en expliquer les effets; malheureusement l'expérience a prouvé que le corps, d'abord attiré, est bientôt après repoussé ; il est donc nécessaire, pour expliquer des effets aussi opposés, de recourir à l'hypothèse d'un double fluide, et c'est ce qui me fait adopter, avec un bon nombre de savants, l'hypothèse de Symner. Suivant ce physicien, tous les corps de la nature renferment un fluide électrique particulier, que l'on nomme fluide naturel; le globe terrestre peut en être regardé comme l'immense réservoir, et de là le nom de réservoir commun qu'on lui donne quand il s'agit d'électricité. Ce fluide naturel est le résultat de la combinaison de deux autres fluides; quand ceux-ci, combinés, se trouvent à l'état de fluide naturel, ils n'ont aucune propriété électrique; mais lorsque, par différents procédés, ils s'isolent l'un de l'autre, il surgit une série de phénomènes dont le principal est la tendance de ces deux fluides à toujours se recomposer. On a donné différents noms à ces fluides; nous adopterons les plus communément employés, et nous les appellerons fluide négatif et fluide positif.

Chacun des corps de la nature contient une dose de fluide naturel, comme chaque corps contient une dose particulière de calorique; il suit de là des décompositions et des recompositions incessantes; je m'explique : deux corps doués de caloriqués différents mis en contact arrivent bientôt à l'équilibre, c'est-à-dire que le corps le plus froid soutire du calorique au plus chaud, jusqu'à ce qu'ils se trouvent tous les deux à la même température. Il en est ainsi de l'électricité : seulement, comme le calorique est un fluide simple et indécomposable, il ne se passe, dans l'obligation d'équilibre que j'ai mentionnée, qu'un échange tout simple, tandis que pour arriver à un équilibre électrique, l'électricité étant un fluide double, cette électricité se décompose dans son passage d'un corps à un autre. Si le corps emprunteur a plus d'affinité pour le fluide positif, c'est d'abord celui-là qu'il emprunte; et puis, comme le fluide positif tend incessamment à se recomposer avec le fluide négatif, il l'appelle à son tour pour se combiner avec lui. Il y a donc dans cette opération décomposition et recomposition successives.

Il me reste à faire remarquer qu'outre l'électricité générale que j'appelle électricité élémentaire, il en existe une autre que j'appellerai électricité physiologique ou vitale. Le corps vivant engendre de l'électricité comme le corps vivant engendre de la chaleur; je dis qu'un corps vivant engendre de la chaleur. Depuis le calorique local qui produit l'inflammation, jusqu'à la réfrigération générale qui tue comme dans le choléra, nous aurions, pour le prouver, une longue échelle à parcourir. On a expliqué cette chaleur par les mouvements organiques, par les combinaisons chimiques, par les frottements de toute nature : peu m'importe l'explication. J'enregistre le fait. Je dis que chaque corps vivant engendre aussi une certaine dose d'électricité qui lui est particulière.

Je ne trancherai point la question posée par quelques physiologistes modernes, qui demandent, s'il ne serait pas permis de penser, que la substance cendrée du cerveau et la substance blanche du même organe contribuent puissamment par le contact de leurs surfaces, par la différence de leur composition, par le liquide céphalo-rachidien, qui les baignent, à produire (comme dans la pile à auge) une quantité considérable de fluide électrique dont les nerfs sont les conducteurs naturels. Je crois, avec M. le docteur Fabre-Palaprat, que le fluide développé par le cerveau, quoique provenant de la décomposition du fluide naturel ou général, quoique étant, au fond, de la même nature que le fluide développé par une pile métallique, offre cependant certaines différences. Toutefois, je crois devoir rapporter une expérience maintes fois répétée, et qui m'a fait admettre, pour mon compte, une grande analogie entre le fluide électrique et le fluide nerveux. C'est à l'ouvrage de M. Fabre-Palaprat que j'emprunte la rédaction de cette expérience.

« Prenez deux lapins de même âge et à peu près de la « même force; après les avoir fait jeûner assez de temps « pour que leur estomac puisse être libre de tout aliment « faites manger à la fois à chaque lapin une même quantité « de choux. Immédiatement après que les lapins auront « mangé, coupez les deux nerfs pneumo-gastriques de « chaque animal, renversez l'extrémité stomacale des nerfs, « de manière à interrompre toute communication essen- « tielle avec le cerveau. Mettez en communication les deux « extrémités d'un des nerfs coupés du lapin A, l'une avec « le bout d'un fil métallique, l'autre avec le bout opposé « du même fil. Laissez les extrémi tés des nerfs coupés du

« lapin B dans un état d'isolement; après 8 ou 10 heures, « ouvrez l'estomac de chaque animal.

« Si l'expérience a été faite avec soin, les aliments qu'a-« vait pris le lapin A seront entièrement digérés (1) ou près « de l'être; ceux qu'avait pris le lapin B auront subi seule-« ment une légère altération. »

§ III. *Règles à suivre.*

On a pu remarquer que dans les instruments que j'ai décrits, je n'ai parlé que des machines qui fournissent des *courants* électriques; c'est que je n'ai point grande confiance dans l'*électrisation superficielle;* les bains électriques, comme on les a appelés, ne pénètrent guère nos tissus : la preuve, c'est qu'on peut rester des heures entières en contact avec la machine électrique proprement dite : on y éprouve le malaise et la lassitude que nous donnent les temps d'orage; mais c'est là tout. Je comparerais volontiers l'électricité de surface au calorique divergent, et l'électricité par courants au calorique convergent. Exposez de l'amadou au soleil, il s'échauffe doucement, parce que les rayons caloriques lumineux divergent; mais faites converger ces rayons au moyen d'une lentille, et la chaleur deviendra telle, qu'elle enflammera l'amadou. Les courants électriques acquièrent, en se concentrant, une force particulière, et le besoin qu'ils éprouvent de se précipiter l'un vers l'autre pour se recomposer les contraint à pénétrer nos tissus. En pénétrant nos organes, ils y choisissent nécessairement pour conducteurs les tissus pour lesquels ils ont le plus d'affinité : le système nerveux, par exemple, et en parcourant le système nerveux, ils y impriment des modifications importantes.

(1) C'est-à-dire que le fil métallique aura servi de trait d'union au nerf coupé.

Donc, je ne veux parler que des règles à suivre dans l'application des courants électriques.

De deux choses l'une, ou les courants sont faibles, tels sont ceux fournis par la pile à charbon et la pile à auge, et alors on l'introduit dans l'organisme à l'aide d'aiguilles, que l'on plante dans la peau; c'est ce qu'on appelle électro-puncture.

Ou les courants sont violents, et en appliquant à la peau deux plaques mouillées qui communiquent à chacun des conducteurs, on obtient des effets que je raconterai bientôt: c'est l'électricité par courants.

Électro-puncture. — 1° On se sert d'aiguilles en platine longues de deux pouces environ et parfaitement effilées. Au lieu de planter ces aiguilles dans la peau, comme on plante des épingles dans une pelote, il faut les y entrer en faisant opérer à l'aiguille des mouvements de rotation; sans cette précaution, la douleur est assez vive, et l'on est exposé à rencontrer des vésicules et des artérioles, qui, une fois ouvertes, forment des ecchymoses ou donnent du sang extérieurement. Au contraire, en roulant l'aiguille entre le pouce et l'index, à mesure qu'on l'introduit doucement, elle écarte le tissu de la peau, elle respecte les vaisseaux flexibles qu'elle rencontre et elle ne blesse rien. Avec cette précaution, je n'ai jamais eu une goutte de sang.

2° Il est inutile d'enfoncer les aiguilles bien profondément; pourvu qu'elles pénètrent le derme, elles y rencontrent quelque filet nerveux qui leur sert en quelque sorte de prolongement, et l'électricité pénètre dans nos tissus tout aussi activement que si les aiguilles y entraient très-profondément.

3° Enfin, ces aiguilles en platine sont terminées par un petit anneau qui leur sert de tête; mais il faut bien se garder d'attacher à cet anneau les fils conducteurs. Pour deux raisons : la première, c'est que le fil en cuivre pesant sur l'aiguille, en rendrait la présence douloureuse, et la seconde c'est qu'en électricité, il faut procéder par chocs, c'est-à-dire qu'il est essentiel d'interrompre à chaque instant les courants.

Pourquoi cette dernière règle? Parce que l'expérience y a conduit, et l'a si bien élevé au niveau d'un axiome, que dans les derniers instruments que j'ai décrits dans l'appareil de Clarck et dans la machine Breton, les courants interrompus par une solution de continuité dans les conducteurs, n'arrivent que par chocs et par saccades.

Donc, quand on se servira de la pile à charbon ou de la pile à auge, on aura le soin de procéder par saccades; c'est-à-dire que la main gauche tenant un des conducteurs immobile sur l'une des aiguilles, la main droite doit frapper à petits coups, avec le conducteur adverse, sur l'aiguille opposée. Il importe peu de toucher les aiguilles à tel ou tel point de leur longueur, l'effet est toujours le même, et la piqûre en est d'autant moins douloureuse qu'on les touche plus près de la pointe.

Je sais bien que certains auteurs, en écrivant sur l'électricité, ont fait une recommandation tout à fait contraire à la mienne. Ainsi M. La Beaume, entre autres, prétend que les chocs et les saccades doivent être évités, parce qu'ils sont cause de douleurs; mais d'abord je ferai remarquer que M. La Beaume proscrivait l'acupuncture et par conséquent l'électro-puncture, et ensuite je dirai que l'expérience m'a fait reconnaître la nécessité de la règle que je viens d'avancer. En effet, si vous laissez vos deux courants fixes et continus, ils perdent si vite de leur intensité, que vous êtes contraint, pour obtenir une sensation, d'activer l'énergie de ces courants outre mesure, et alors vous tombez dans un inconvénient très-grave et que nombre des expérimentateurs ont pu constater. Il se forme autour des aiguilles une désorganisation et des eschares, qui laissent après leur guérison des taches indélébiles.

Le docteur Martin-Lauzer me faisait remarquer qu'avec l'appareil électro-magnétique, on ne produisait jamais d'eschares ; pourquoi? Parce que dans l'appareil de Clarck comme dans l'appareil Breton, on n'obtient que des courants de saccades, et que les fluides arrivent aux conducteurs avec des interruptions successives. Pour mon compte, je n'ai pas plus obtenu d'eschares avec la pile galvanique qu'avec l'appareil Breton, et je crois l'avoir évité par la précaution que je viens d'indiquer.

Quand j'emploie l'électricité par courants sans aiguille, j'attache aux fils conducteurs deux plaques que je mets en contact avec la peau. Une précaution est indispensable, c'est de mouiller avec un peu d'eau, ou mieux encore avec un peu de salive, les plaques que l'on va mettre en action. Ces plaques, de forme ronde ou ovale, sont ordinairement surmontées d'un bouton auquel j'attache mon fil conducteur; après l'y avoir attaché, et afin de prévenir tout contact qui soutirerait une partie du courant, j'enveloppe le bouton d'un ruban de soie qui me permet, en l'isolant, de le tenir ou de le faire tenir par la personne même que j'électrise.

Règle générale. — Aiguilles, plaques ou boutons doivent être appliqués de telle sorte, qu'en tirant une ligne fictive des deux pointes d'aiguille ou du centre des deux plaques appliquées, ce soit juste au milieu de cette ligne que se trouve l'organe que l'on veut soumettre à l'électricité. effectivement, c'est à ce point médian que s'opère la recomposition des deux courants introduits, c'est à ce point que l'électricité a la plus grande action thérapeutique.

APPLICATION.

Il est facile de concevoir toutes les applications possibles d'un agent aussi énergique que l'électricité, d'un agent que, malgré cette énergie, on peut doser et diriger si facilement. A l'époque où son application venait d'être *découverte*, l'électricité eut à subir l'engouement de toutes les choses nouvelles, c'est-à-dire que l'on en voulut faire un remède universel, et alors on enfanta bien des théories, on écrivit bien des volumes ; mais qui veut trop prouver ne prouve rien, et le praticien qui cherche des renseignements dans le chaos des divers ouvrages composés sur ce sujet se trouve, comme je le disais au commencement, dans un embarras fort compréhensible : les faits y sont incomplets ou infidèles, les théories bizarres et fantasques, et bon nombre sont frappées de nullité par les travaux récents de la physique.

Avouons bien humblement d'abord que la puissance de la médecine dans la guérison des maladies est souvent problématique ! nos agents thérapeutiques les plus sûrs échouent parfois malgré toute la sagesse de leur application. Le quinquina, le mercure, le chloroforme, qui dans le plus grand nombre des cas semblent d'une puissance presque mathématique, glissent nombre de fois sur les fièvres intermittentes, sur la syphilis et sur la sensibilité. Que dis-je? ils glissent! Quel est celui d'entre nous qui ne les a pas vus amener une recrudescence d'accidents et engendrer une perturbation dangereuse! eh bien! les revers de ces différents agents ont-ils jamais eu la puissance d'en faire proscrire l'usage en thérapeutique? Non. Il en doit être de même à l'égard de l'électricité.

I. Influence de l'électricité sur la contractilité musculaire.

Ce serait de ma part une grave imprudence que de chercher à expliquer les effets du fluide électrique, appliqué sur nos différents organes: aussi je tiens moins à les expliquer qu'à en classer les résultats. Ainsi il est évident pour tout le monde que l'électricité a sur notre contractilité musculaire un effet presque toujours certain. Il la tonifie, il l'accélère, au point qu'on a pu, à l'aide de l'électricité, faire opérer des mouvements à des cadavres et simuler à l'aide du galvanisme l'action vitale complétement éteinte.

1° Comme stimulant de la contractilité musculaire, l'électricité peut devenir efficace dans toute paralysie générale ou partielle indépendante de lésion organique.

Obs. I. *Paralysie de la langue, électro-puncture. Succès.* — Une sœur du couvent de Bon-Secours (gardes-malades), svelte, d'un tempérament nerveux, d'une santé délicate, fut atteinte subitement, après plusieurs nuits de fatigues, d'une paralysie de la langue telle, que l'organe, resté légèrement sensible, était totalement privé de mouvement. M. Récamier consulté proposa l'électro-puncture.

Je me servis de la pile à auge, dont j'acidulai très-peu le liquide conducteur; je m'armai des aiguilles de platine, et, pour m'en faciliter l'introduction dans l'organe paralysé, la malade fut contrainte de prendre sa langue avec ses doigts, tant elle était devenue immobile.

Je plaçai d'abord l'une des aiguilles à la base de la langue, en dessous, et l'autre à sa pointe, en dessus; puis, au milieu de la séance, je les changeai de place et je les mis aussi profondément qu'il me fut possible; l'une sur le bord droit, l'autre sur le bord gauche.

Les aiguilles une fois placées, je les mis en rapport avec les fils conducteurs; je tâtai d'abord la susceptibilité de la malade en opérant avec un simple courant de 4 couples; puis j'augmentai graduellement jusqu'à 8, 9, 10. Je n'ai point été au delà. Je procédai par chocs et par saccades, suivant la règle que j'ai mentionnée. A chaque coup, la langue tressaillait, et après une séance de 15 minutes, elle avait déjà récupéré un peu de mouvement. Sept à huit séances me suffirent pour obtenir une complète guérison.

Obs. II. *Paralysie de l'avant-bras, électro-puncture. Succès.* — Un fermier de la Normandie, après avoir labouré lui-même un champ d'une vaste étendue, fut pris dans la main droite d'un engourdissement qu'il attribua d'abord à la fatigue; mais le lendemain, loin d'être diminué, l'embarras du bras et de la main lui parut plutôt augmenté. Au bout de quelques jours, point d'amélioration; il consulte le médecin du lieu, qui ordonne des frictions camphrées et fait couvrir le membre de flanelle. Quelques jours après, non-seulement le fermier ne pouvait rien tenir de petit, mais il ne pouvait même plus signer; c'est dans cet état qu'il vint à Paris et que je le soumis à l'électro-puncture. Je plantai l'une des aiguilles au-dessus du coude, en face du nerf cubital, puis pendant la séance, qui fut de 18 à 20 minutes, je plaçai mon autre aiguille au bout de chaque doigt, successivement, en observant de la laisser un peu plus longtemps au bout de l'index et au bout du pouce. Les premières secousses furent assez vives, bien que je n'eusse employé que 10 couples; mais peu à peu le système nerveux s'y accoutuma, et je pus aller à 14 et 16 couples. Pendant toute l'opération, le tressaillement des muscles était visible et la sueur perlait à la peau. Enhardi par les premiers bénéfices, je répétai l'électro-puncture jusqu'à deux fois par jour, et au bout de 6 jours, le malade quittait Paris parfaitement guéri.

Obs. III. *Déviation de la face, électro-puncture. Succès.* — Une fermière de Picardie, fut prise à la suite d'un refroidissement, d'une fluxion dentaire, après laquelle persista une déviation de tout le côté gauche de la face. Appelée à Paris par un de nos confrères et prise en pension chez lui, elle eut à subir différents traitements qui n'amenèrent aucun bénéfice. Enfin elle vint chez moi sans m'avertir de l'arrangement qu'elle avait fait avec un autre médecin; je lui proposai l'électro-puncture, et dès la première séance, la face se retrouva un peu redressée; j'en donnai trois autres et l'amélioration était manifeste; mais tout à coup arriva chez moi le confrère courroucé, me reprochant tout crûment de lui avoir soustrait sa malade; il y mit tant de mauvaise humeur que je refusai de terminer moi-même un traitement qui semblait avoir de grandes chances de succès. J'ai perdu la malade de vue.

OBS. IV. *Paralysie faciale, électro-puncture. Succès.* — M. H*** a 46 ans; retiré à la campagne, il y fut atteint d'une congestion cérébrale partielle qui fit craindre une apoplexie et obligea à des saignées abondantes et à des dérivatifs énergiques. Ces soins conjurèrent toute menace apoplectique, et quelques mois plus tard, M. H*** venait à Paris chercher pour les vacances un de ses enfants qui se trouvait au collége; M. H. était en bonne santé; mais il lui restait de son accident une déviation de l'un des côtés du visage. Je lui proposai l'électro-puncture; je plaçai l'une des aiguilles en devant de l'oreille, au niveau du tronc facial, et je plaçai l'autre cinq minutes au front, cinq minutes à la joue, cinq minutes au menton. Peu de temps après l'opération je faisais prendre un bain de pieds bien chaud pour dériver la stimulation momentanée, que j'avais pu produire sur le centre cérébral.

M. H*** n'est resté que peu de jours à Paris, mais quelques séances avaient suffi pour redresser presque entièrement le visage; si bien que le malade, enchanté du résultat, emporta une pile à auge et tout ce qui lui était nécessaire pour continuer son traitement à la campagne, où il a été complétement guéri.

2° Par son efficacité sur la contraction musculaire, l'électricité peut devenir *vomitive* ou *purgative*.

J'ai fait remarquer que, dans l'électrisation par courants, on avait deux courants d'électricité différents, un courant d'électricité positive et un courant d'électricité négative. Pour reconnaître de quel côté est le courant positif et de quel côté est le courant adverse, je mouille les deux extrémités des fils conducteurs, je fais mettre la machine en mouvement, mais doucement, discrètement en quelque sorte, car je porte les deux extrémités des fils préalablement mouillées à mes deux joues; le fil qui s'y fait sentir le plus vivement est le conducteur de l'électricité positive, l'autre est le courant négatif. C'est tâter l'électricité comme une repasseuse tâte le fer chaud dont elle veut se servir. Or, quand on veut agir sur la contractilité musculaire du tube digestif cette précaution est fort importante. En effet, si l'on applique le pôle positif à la partie inférieure du tube digestif, à l'anus, si en même temps on met le pôle négatif en contact avec la bouche, les courants électriques, activant les mouvements péristaltiques de l'appareil digestif, accélèrent la digestion et amènent la défécation. Si, au contraire appliquant le pôle négatif à l'estomac et le pôle positif à la bouche, on accélère des courants, on arrive à déterminer un mouvement antipéristaltique qui détermine le vomissement.

Deux fois j'ai vaincu par l'électricité, ainsi appliquée, des constipations opiniâtres, mais je n'ai point eu l'occasion de l'employer comme vomitif. M. le docteur Andrieux paraît en avoir retiré plusieurs fois des avantages marqués : aussi s'écrie-t-il, après les avoir annoncés : « quel moyen précieux « dans les cas d'empoisonnement par les narcotiques, pour « débarrasser le tube intestinal des matières vénéneuses « qu'il renferme sans exercer sur lui une action souvent « nuisible comme les vomitifs. »

3°. L'électricité peut devenir *emménagogue*. Certes quand le retard des règles tient à un sang trop riche ou trop appauvri, je doute que l'électricité puisse en provoquer ou plutôt en déterminer l'apparition. Il existe alors une cause générale qu'il faut combattre, soit par la saignée, soit par l'emploi des ferrugineux; mais quand l'aménorrhée provient d'une atonie spéciale de l'utérus, les courants électriques y obvient à coup sûr. M. Lallemand, de Montpellier, m'a dit qu'il avait par l'électricité, ramené bien des fois, séance tenante, des règles en retard depuis plusieurs mois. Le médecin anglais, le docteur La Beaume, qui a écrit sur le galvanisme un livre si plein d'observations pratiques, prétend avoir combattu souvent avec succès l'aménorrhée et sans inconvénients. Seulement, dans l'emploi du galvanisme, le docteur La Beaume était guidé par un système que voici : « Il partait de cet axiome que toute lésion possible provient d'une lésion ou d'une atonie du système digestif, et pour combattre l'aménorrhée par l'électricité, il en concentrait toute l'action sur l'estomac. Il prétend avoir bien souvent réussi à la guérir par ce moyen. » Quant à nous, nous n'avons employé l'électricité que sur l'utérus même.

Quant il s'agit de jeunes filles, je fais coucher la malade tout habillée sur un lit de repos, je fais placer, vers la masse lombaire, une plaque préalablement mouillée et attachée à l'un des fils conducteurs; je fais promener l'autre par une personne tierce sur la paroi abdominale, au-devant de l'utérus et dans les deux creux inguinaux : par ce moyen on parvient à éviter toute espèce d'inconvénients. Une fois j'ai obtenu les règles sur une jeune fille, de 19 ans, qui n'était ni pléthorique ni chlorotique. Une autre fois, j'ai abouti à des accidents hystériques que je mentionne, afin de démontrer qu'il faut, dans ces sortes d'opérations, procéder avec des précautions extrêmes. Enfin, une autre fois, je me suis arrêté à temps pour ne pas être la cause involontaire d'un avortement. Il s'agissait d'une grossesse dissimulée.

L'électricité, appliquée comme moyen thérapeutique à l'atonie de l'utérus, pourrait être d'un grand secours, ce me semble, dans les accouchements dont le travail se ralentit, et dans ces hémorrhagies terribles qui suivent quelquefois la sortie du fœtus. M. Baudelocque paraît en avoir eu l'idée; mais je n'ai vu dans aucun ouvrage le récit circonstancié de l'application.

4° Enfin l'influence de l'électricité sur la contractilité musculaire me semble avoir de nombreuses applications possibles, mais dont je n'ai point été encore appelé à faire l'expérience.

Dans l'asphyxie, M. Leroy-d'Étioles, en faisant contracter le diaphragme d'une part, en rendant au système pulmonaire son élasticité momentanément étouffée de l'autre, dit en avoir retiré de bons résultats.

Bien plus, le même confrère, en nous racontant des expériences qu'il avait lui-même dirigées, nous rapporte que, quand on présentait à une portion d'intestins les fils extrêmes de la pile, les contractions étaient portées au point de la réduire au volume d'une plume à écrire; si bien que, si une anse était isolée par une ligature, elle restait immobile, tandis que les parties voisines se contractaient avec force, d'où l'auteur conclut que l'électricité pourrait être utile dans les cas d'invagination par engouement, et qu'elle concourrait peut-être à favoriser la réduction des hernies étranglées.

II. Influence de l'électricité sur le système nerveux.

Je répète ce que j'ai dit un peu plus haut. C'est que ma classification de l'influence électrique, employée comme médicament, est tout arbitraire et que je ne l'ai mise en avant que pour grouper, de façon à les faire mieux retenir, les résultats obtenus.

Si l'on a bien pesé tout ce qui précède, on a compris *à priori* l'influence que l'électricité peut avoir sur notre système nerveux.

Je dois avouer tout de suite que la crainte des commotions sur le cerveau m'a empêché jusqu'à ce jour d'employer l'électricité contre certaines affections cérébrales, évidemment névralgiques. Ainsi je n'ai osé l'employer ni contre les migraines ni contre les aliénations passives. J'ai la conviction cependant qu'elle pourrait être utilement essayée; mais j'ai porté la prudence jusqu'à la timidité, à tel point que lorsqu'il m'est arrivé de faire passer des courants électriques tout près du centre cérébral, voyant les douleurs de tête qui en étaient résultées, j'ai prescrit, pour l'intervalle des séances, des bains courts et doux, avec affusion d'eau tempérée sur la tête, afin de dissiper la congestion céphalalgique.

Mais ce que je n'ai point osé, des praticiens distingués l'ont tenté et employé avec succès. J'ai lu avec le plus vif intérêt la relation d'une visite faite à un établissement formé à Aversa, en Sicile, où plusieurs centaines de personnes ont été guéries de la folie par l'application du galvanisme, et je crois opportun de reproduire ici l'observation de notre confrère, M. Fabre-Palaprat, observation faite sur lui-même, à l'occasion de l'électro-puncture employée contre une maladie nerveuse (spasme extatique périodique) dont l'auteur a été affecté pendant de longues années, et décrite par Pinel dans le dictionnaire en 60 volumes.

« Je m'étais résigné à mon sort, écrit-il, après avoir raconté sa maladie et toutes les médications par lesquelles il avait cherché inutilement à la combattre, lorsque je conçus l'idée de porter par le moyen de l'acupuncture l'action galvanique le plus directement possible vers le cerveau que je considérais comme le siége principal de ma maladie... Le 25 janvier 1825 une aiguille fut placée des deux côtés du crâne dans la région du cervelet; l'une et l'autre aiguille traversaient le périoste et s'appuyaient sur l'os même. Je fus galvanisé par commotions. A chaque coup que je recevais, il me semblait que le mal était branlé jusqu'à sa racine. »

Le bienfait de cette médication parut d'abord à peu près nul ; mais le malade ne perdit pas courage, et malgré de nouveaux accès, le docteur Fabré-Palaprat continua :

« Je me galvanisai, dit-il, durant un mois : ma confiance dans ce moyen était si grande, je considérais tellement les commotions comme une ancre de salut, que je les portais quelquefois à l'excès... Le troisième mois après le commencement de ce traitement, je n'éprouvais aucune apparence de mal ; au lieu de mes accès, je ressentais seulement un malaise; un jour j'eus un écoulement de sang par le nez. Depuis cette époque, les accès n'ont plus reparu. »

On comprend que notre honorable confrère soit devenu un zélé partisan de l'électro-puncture.

1° *Stimulation de la moëlle épinière.* Si je n'ai point osé faire passer les courants électriques à travers le centre cérébral, je n'ai point hésité à les diriger sur la moëlle épinière, et tout récemment encore je viens d'en obtenir deux succès.

Obs. V. *Prodromes d'une altération de la moelle épinière. Quatorze séances d'électro-magnétisme. Succès.* — M. M.... a 48 ans ; il est d'une stature moyenne, d'un embonpoint médiocre, d'un tempérament nerveux et résistant. Il a eu cependant une enfance délicate ; sa jeunesse a été l'époque d'excès multipliés. Son âge mûr a été secoué par une vie des plus actives. Courtier de commerce dans une de nos principales villes, il a poussé la fatigue jusqu'à l'extrême ; obligé de faire ses affaires en plein air, c'est-à-dire en restant exposé aux mille variations de température, il a passé des journées sur ses jambes et sans manger. Joignez à cela les préoccupations inhérentes aux affaires commerciales, des pertes à supporter, une nombreuse famille à soutenir, et vous aurez une idée de toutes les causes qui avaient amené les accidents suivants.

Sentiment de constriction vers la ceinture. — Constipation habituelle. — Douleurs vives, mais passagères. — Espèce d'éclairs parcourant par instants les membres inférieurs. — Marche vacillante. Les pieds parfois semblaient marcher sur des vessies.

Je le soumis aux courants électro-magnétiques dégagés par l'appareil de Clarck. A la première séance, j'appliquai une plaque mouillée au-dessous de la première vertèbre cervicale, l'autre aux dernières vertèbres lombaires, et je mis la machine en mouvement. Les secousses furent données doucement et je les fis se succéder pendant 8 à 10 minutes. Après cette opération, le malade se sentit un peu étourdi. Aussi, à la seconde séance, comme les bras ne participaient en rien aux accidents éprouvés, j'éloignai les courants et leur action de l'encéphale, j'appliquai une des plaques à la masse lombaire, tantôt à droite, tantôt à gauche de la colonne, puis l'autre plaque fut attachée alternativement à la plante de chaque pied. Dès cette seconde opération qui dura quinze minutes, le malade se sentit plus ferme sur ses jambes. Le troisième jour, j'appliquai une des plaques dans le dos et l'autre au creux de l'estomac, puis tout le long de la ceinture, région où, comme je l'ai dit, le malade éprouvait sans cesse un sentiment de constriction. Le bénéfice fut notable, et en alternant ainsi pendant l'espace de quatorze séances la pose de mes plaques, c'est-à-dire en les mettant tantôt aux pieds, tantôt au creux de l'estomac, en en gardant, du reste, toujours une dans le dos, j'ai obtenu une guérison complète que consolidera, je l'espère, un meilleur régime hygiénique et quelques bains courts et doux avec affusions de la tête et du visage.

OBS. VI. *Symptômes hémiplégiques. Difficulté de la marche. Courants électriques. Bons résultats.* — M. H***, de Nancy, vint à Paris l'année dernière avec une consultation effrayante de son médecin qui avait diagnostiqué un ramollissement cérébral. M. H*** est blond, sanguin, d'un embonpoint assez prononcé. Le pouls donnait les signes d'un sang couenneux et enflammé; nous jugeâmes qu'il s'agissait d'une méningite et d'une myélite subaiguës, méconnue par les médecins qui l'avaient traité; je lui fis une saignée exploratrice qui nous donna un sang couenneux. Enhardi par cette épreuve, je fis une, deux et jusqu'à trois saignées de deux ou trois verres à boire, et le malade, qui se sentait plus fort au fur et à mesure que je lui tirais du sang, entra dans une transpiration abondante qui amenda tous les symptômes effrayants qui l'avaient fait si légèrement condamner.

Cette année, il nous est revenu avec quelques-uns des symptômes que nous avions si avantageusement combattus par la saignée : jambes lourdes, fourmillements dans les mains, douleurs dans tout le côté gauche du corps, tête et parole un peu embarrassées. Je revins par reconnaissance à la saignée et à la transpiration. Quand le malade sortit de son lit, il était mieux, mais il conservait de l'embarras dans les jambes, au point qu'il se traînait avec une canne et paraissait boiter. Il vint chez moi et je le soumis aux courants électro-magnétiques comme dans l'observation précédente. Le bénéfice fut tel qu'à sa rentrée à l'hôtel, la maîtresse du logis cria au miracle, et lui fit sur sa transformation des compliments sincères, qu'il me rapporta tout joyeux le lendemain.

A côté de ces deux succès, je crois nécessaire de mentionner un échec, d'autant mieux que je n'ai point abandonné la partie et qu'il me reste encore l'espérance.

Obs. VII. M. X*** a 53 ans : depuis 4 ans déjà, marche vacillante, constipation tellement opiniâtre que les garde-robes n'arrivent qu'à force d'aloès, urines involontaires, pesanteur douloureuse au rectum et constriction du fondement. Chose bizarre ! ces accidents sont en quelque sorte intermittents, ils s'exagèrent de deux jours l'un, ce qui fait que le malade dit qu'il a son bon et son mauvais jour. Chose à noter encore, dans le danger, dans les grands partis à prendre, soutenu en quelque sorte par une force d'âme que maintes circonstances ont parfois rendue nécessaire, M. X*** marche sans broncher et oublie toutes ses douleurs.

J'ai employé les courants électriques comme je l'ai décrit plus haut, mais sans aucun avantage ; j'ai fait plus : j'ai tenté de combattre la constipation en introduisant dans le rectum une boule métallique supportée par une tige isolée et communiquant avec le pôle positif de mon appareil, j'appliquai la plaque conductrice du courant négatif à l'estomac, je n'ai pas même obtenu de garde-robes.

J'ai l'intention d'agir par les aiguilles après avoir vaincu par la cautérisation une hypertrophie de la prostate qui complique cette douloureuse situation.

Les antipériodiques n'ont eu aucuns résultats avantageux.

2° Stimulation des filets nerveux. — Non-seulement l'électricité par courants stimule puissamment l'action de la moëlle épinière et des différents filets nerveux qui s'y rattachent, mais elle agit sur des filets nerveux isolés, et elle en devient un important modificateur.

On comprend que deux courants mis en présence à distance et à la surface du corps doivent suivre pour se réunir et se recomposer la route des organes qui ont pour l'électricité une affinité toute particulière, et qui en sont par conséquent les conducteurs privilégiés. Les conducteurs privilégiés des courants électriques sont les filets nerveux; qu'on l'explique par une théorie particulière, ou qu'on ne l'explique pas du tout, le fait est incontestable. — Et je rappellerais aux incrédules les grenouilles de Galvani et les expériences faites par M. Magendie au collége de France.

Obs. VIII. *Névralgie frontale; succès instantané.* — Madame D***, femme frêle, éminemment nerveuse, âgée de 42 ans, était atteinte d'une affection utérine dont je n'ai point à m'occuper dans ce travail; mais au milieu du traitement de cette maladie, survint un épisode de névralgie qui me fit employer l'électro-puncture. Madame D*** était sujette aux névralgies faciales, et elle arriva un jour avec une douleur au front telle, qu'elle en aurait volontiers crié : une chose surtout la désolait, c'est qu'elle pensait garder cette névralgie 12 ou 15 jours suivant son habitude.

J'appliquai une aiguille au-devant de l'oreille, je plaçai l'autre au milieu du front et je les mis en contact avec deux courants assez forts (quinze couples). Après quatre ou cinq commotions, la malade jeta un cri et tomba en syncope. Je l'étendis sur un canapé, et je la fis facilement revenir. Au milieu de tout ce désordre la névralgie fut mise en déroute. Je m'attendais à un retour; mais la guérison fut stable et complète.

Obs. IX. *Névralgie uréthrale, électro-magnétisme; succès.* — Agé d'une cinquantaine d'années, occupant une place éminente dans la magistrature, M*** est svelte, grand, nerveux et d'une santé qui a rarement souffert; il y a deux ans, cependant, les urines devinrent tantôt fréquentes, tantôt intermittentes et toujours plus ou moins difficiles. Plus tard, dans l'intervalle des émissions, il éprouva, dans les fosses naviculaires, une démangeaison qui lui fit craindre d'avoir la pierre. Il consulta notre confrère, M. Civiale, qui le sonda et qui déclara qu'il ne constatait rien. On lui conseilla tout un traitement préservatif qu'il suivit avec persévérance, mais sans améliorations. On lui proposa une dilatation quotidienne faite à l'aide de bougie d'assez gros volume; il s'y soumit et n'en devint que plus malade. M. Récamier, consulté, à son tour, considéra cette affection comme une névralgie uréthrale, et proposa l'électro-magnétisme.

Je me servis de l'appareil de Clarck: à l'un des fils conducteurs j'attachai une tige de cuivre légèrement arquée, couverte de résine et terminée par une boule de la grosseur d'une noix. Je fis asseoir le malade sur cette boule, de manière à ce qu'elle fût en contact avec le périnée; puis je lui mis dans la main l'autre conducteur terminé par une plaque de cuivre dont le contour était garni de soie. Après avoir mouillé la plaque, ce fut le malade lui-même que je chargeai d'en faire l'application sur l'extrémité du gland. Quant à moi, je m'occupai de la rotation de l'instrument et j'eus la précaution de graduer l'intensité des courants électriques.

La séance fut d'une demi-heure; je la renouvelai tous les matins pendant dix ou douze jours de suite. Je laissai ensuite reposer le malade qui se trouvait déjà beaucoup mieux; et, quelque temps après, douze nouvelles séances servirent à compléter sa guérison.

Obs. X. *Névralgie vésicale; électro-magnétisme; succès.* — M. C***, brocanteur, âgé de 54 ans, était depuis plusieurs années atteint d'une maladie vésicale qui semblait devoir l'obliger à abandonner son état. — Les urines étaient si fréquentes que, dans les ventes et dans sa boutique, il était obligé de se déranger sans cesse; il avait usé de bien des médecins et d'un plus grand nombre encore de remédes. On avait traité sa maladie comme un catarrhe, comme un rhumatisme, comme un reste de syphilis, etc.

Le besoin fréquent qu'il avait d'uriner avait tellement agacé l'urèthre, qu'il y éprouvait des douleurs continuelles, et qu'au lieu de dormir pendant la nuit, il criait à empêcher toute la maison de reposer. Je le fis voir à M. Récamier, qui fut d'avis qu'il s'agissait d'une névralgie vésicale; et, comme tous les moyens connus, sauf l'électricité, avaient été employés, nous le soumîmes aux courants galvaniques.

J'employai, comme dans l'opération précédente, l'appareil de Clarck. Je lui fis placer, au périnée, la boule que j'ai décrite tout à l'heure, puis je promenai sur tout le bas-ventre au-devant de la vessie de préférence, la plaque conductrice attachée au fil opposé. — J'ai obtenu, je ne dirai point une guérison complète; mais, au bout de huit où dix séances mon malade était tellement soulagé qu'il abandonna tout remède. Retombé un peu plus tard dans l'état maladif antérieur, l'électricité, employée de la même manière eut encore un succès égal. Je n'ai point revu le malade depuis.

Obs. XI. *Sciatique, électro-puncture; insuccès.* — M***, de Soissons, gagna, à la suite de chasse au marais et de refroidissement, une sciatique qu'il fit longtemps traiter par le médecin de sa famille. Ennuyé de ne trouver aucun changement à sa position, las de n'éprouver aucune amélioration de tous les remèdes employés, il arriva à Paris. J'usai d'abord et des vésicatoires et de la méthode endermique, mais je n'obtins aucuns soulagements. C'est alors que j'appelai à mon aide M. Récamier, qui proposa l'électro-puncture. J'ai placé l'une des aiguilles au tronc sciatique, et j'ai promené l'autre sur les différents filets du nerf sciatique. Je me servis encore de la pile à auge, j'ai poussé les courants jusqu'à la force de vingt à vingt-cinq couples, et au bout de trente séances de vingt minutes, j'ai abandonné ce moyen, parce que je n'avais obtenu aucune amélioration.

Obs. XII. *Tremblement sénile; insuccès.* — Deux ou trois fois déjà, j'avais essayé des courants électriques sur cette maladie des vieillards, qu'on appelle tremblement sénile. Je me disais : les nerfs n'ont plus assez de force ; en les tonifiant par les courants galvaniques, je vais, sans doute, arriver à un bon résultat. J'avais été trompé dans mon attente. Dernièrement se présente à la consultation de M. Récamier, un homme de 54 ans, atteint d'un tremblement sénile anticipé, et je crus l'occasion favorable de faire une nouvelle expérience ; j'employai l'appareil de Clarck, je mis d'abord dans les deux mains du malade des cylindres de cuivre communiquant aux deux conducteurs; le tremblement n'en fut que plus exagéré; je promenais les plaques le long de la colonne vertébrale, je n'obtins aucune amélioration.

III. — Influence de l'électricité sur le système nerveux ganglionnaire.

L'influence des courants électriques sur le système nerveux ganglionnaire n'est pas plus récusable que son influence sur le reste de l'organe de la sensibilité et du mouvement. Sous ce point de vue, j'ai cru devoir grouper ensemble les résultats que j'ai obtenus en employant l'électricité dans l'épilepsie, dans l'asthme et dans la goutte.

Epilepsie; électro-magnétisme; succès. — Je m'occupe d'un travail sur l'épilepsie que je compte bien publier un jour. J'y démontrerai que cette maladie, si longtemps réputée incurable, cède aux moyens thérapeutiques, quand elle tombe sur des sujets encore jeunes, quand ses accès sont annoncés par quelques prodromes et surtout quand elle part de certains points reconnaissables, quand elle commence par ce qu'on appelle des *aura.* Ces aura qui siégent toujours sur l'une des portions du système nerveux, réclament une thérapeutique spéciale.

C'est l'occasion ou jamais d'employer ce que j'appellerai les modificateurs; eh bien! parmi les modificateurs du système nerveux, un des plus incontestables est l'électricité.

Obs. XIII. Le comte D...., âgé de 28 ans, veuf d'une femme qu'il avait adorée, fut pris peu de temps après la mort de sa femme d'accidents épileptiques qui partaient évidemment des plexus solaires. Les prodromes consistaient toujours dans un mal d'estomac et une difficulté sensible dans la respiration. Je soumis cette région à l'influence des courants électro-magnétiques. Les accès se sont d'abord éloignés, l'ennemi perdait du terrain. J'en devins plus hardi et j'employai les courants les plus énergiques fournis par l'appareil de Clarck. M. D.... est si bien guéri que, remarié depuis deux ans, il n'a éprouvé aucun ressentiment de la maladie qui l'avait tant effrayé.

A côté de ce succès, je dois mentionner un échec.

Obs. XIV. Une jeune fille de Château-Thierry, svelte, mal réglée, âgée de 16 ans, arriva à Paris avec une affection épileptique, perte de connaissance, salive à la bouche, torsions des membres, etc. Nous crûmes, M. Récamier et moi, que l'*aura* partait de la matrice, et c'est cette région que je fus chargé d'électriser; toutefois, je promenai les courants électriques sur tout le système nerveux ganglionnaire; mais je dois l'avouer, au bout de quinze séances je n'avais obtenu aucune amélioration.

Je ne sais si c'est à la modification du système nerveux ganglionnaire par l'électricité que je dois rapporter le succès que j'ai obtenu contre une anxiété thoracique dont s'est trouvé atteint un domestique de la rue de Babylone. Après trois ou quatre séances, pendant lesquelles je dirigeai les courants sur les plexus thoraciques, j'obtins une guérison complète.

Quant à l'asthme, M. Labeaume assure dans son ouvrage qu'à l'hôpital de Worcester, à l'aide du galvanisme, sur cent asthmatiques, quatre-vingt-dix ont été guéris et soulagés. Voici deux exemples pris dans les faits que j'ai observés moi-même.

Obs. XV. *Asthme; électro-magnétisme; succès instantané.* — Ma mère a 56 ans; elle est petite, replète, et a ce qu'on appelle la poitrine grasse, c'est-à-dire que les rhumes, chez elle, dégénèrent promptement en catarrhes bronchiques. Dans une de ses maladies, le catarrhe traité par les évacuants se compliquait d'accidents asthmatiques qui me rendaient fort inquiet. J'en référai à M. Récamier qui me conseilla l'électricité; j'employai l'appareil Breton, j'appliquai une plaque dans le dos et l'autre au creux xyphoïde. L'étouffement céda à une première séance de dix minutes, et nous eûmes à défalquer du traitement tous les accidents dyspnéiques.

Obs. XVI. *Asthme, électro-magnétisme; demi-succès; inconvénients.* — Madame *** a 28 ans, elle est asthmatique : depuis huit ans cet asthme, traité maintes fois par les émissions sanguines et les dérivatifs, est revenu tout dernièrement si intense et si effrayant que la figure de la malade avait un aspect cholérique. Bien plus, tout un côté de son corps devint froid, le pouls vacillait et les yeux étaient plombés; un embarras saburral compliquait cet état maladif; mais l'accès était survenu d'une façon instantanée, et le malade avait déjeuné le matin comme à son ordinaire. J'appelai en consultation le docteur Guillet, et nous décidâmes d'employer les évacuants dès le lendemain matin. Cependant les accidents allaient s'aggravant toujours; je fis appliquer des sinapismes, je promenai des ventouses sèches dans le dos et à la région pré-thoracique; les accidents, un moment enrayés, augmentaient encore; enfin, je pris l'avis de M. le professeur Récamier qui me conseilla l'électro-magnétisme. J'appliquai une plaque dans le dos, je me servais de l'appareil Breton; je promenai la seconde plaque sur toute la paroi thoracique antérieure; pendant les dix minutes que je mis la machine en mouvement, la malade respira librement et ne sentit pas l'anxiété précordiale qui l'effrayait elle et nous. L'opération terminée, les accidents recommencèrent, j'attendis dix ou douze minutes et je rétablis les courants. J'obtins le même succès, mais la toux ramena bientôt des crachats sanguinolents, ce qui m'empêcha de continuer et d'y revenir ; le lendemain les accidents furent modifiés par une macération d'ipéca qui amena une sueur abondante, et la convalescence fut consolidée par une bouteille d'eau de Sedlitz qui opéra sur les entrailles une bienfaisante dérivation.

« La goutte, dit l'auteur anglais qui a le plus longuement « écrit sur les ressources de l'électricité en thérapeutique, « est une maladie douloureuse causée par une action mor- « bide d'un caractère particulier, qui amène une inflam- « mation aiguë ou chronique des membranes, des join- « tures affectées, laquelle, dans le paroxysme de la mala- « die, est accompagnée d'une fièvre symptomatique. Il n'est « pas douteux qu'il y ait dans certaines personnes une pré- « disposition à la goutte; mais les meilleurs auteurs et les « médecins les plus expérimentés sont d'opinion que l'on « peut faire remonter distinctement la cause principale de « la goutte à quelque dérangement d'action dans les or- « ganes digestifs.... C'est sur ce principe que les vertus cu- « ratives de l'électricité sont applicables pour empêcher et « pour opérer la guérison de la goutte... Je l'ai administrée « dans la période chronique avec le plus grand succès. »

L'opinion du médecin anglais est tout à fait celle de M. Récamier, et je me bornerai à citer un exemple qui me paraît des plus probants.

Obs. XVII. *Goutte vague. Électro-magnétisme. Succès.* — M. B*** a près de cinquante ans; il est grand, musclé, et toute sa structure semble annoncer une constitution athlétique. Ancien militaire, ancien secrétaire d'ambassade, il a beaucoup voyagé et toujours bien vécu. Il y a quatre à cinq ans, à la suite de fièvres intermittentes interminables, il fut pris d'accidents nerveux qui l'amenèrent à consulter M. Récamier. Il éprouvait des spasmes gastriques et une douleur si intense dans le colon ascendant que nous craignîmes une lésion organique. Les moyens pharmaceutiques avaient été employés sans bénéfices. M. Récamier en pesant tous les antécédents du malade, arriva à la conclusion qu'il était atteint de la goutte; mais, suivant l'expression pittoresque de notre célèbre praticien, M. B*** n'était point nubile pour la goutte, et le vice goutteux qui le tourmentait ne trouvant encore aucun organe où il pût convenablement se fixer, retentissait à l'estomac et mettait l'intestin en souffrance; c'est un des plus beaux diagnostics que j'aie vu énoncer. M. Récamier proposa les courants électriques qui furent dirigées vers la partie malade, et pendant l'opération, l'intestin se trouvant soulagé, les pieds se prirent et le vice goutteux fut démontré.

Je ne puis terminer l'histoire de l'influence des courants électriques sur le système nerveux, sans dire quelques mots des modifications qu'ils ont pu produire sur la perte de ce qu'on appelle en physiologie les cinq sens :

1° *Sur la vue.* — Dans l'amaurose, qui n'est autre chose qu'une paralysie de la rétine, l'électro-puncture, en raisonnant à *priori*, semblerait devoir produire des merveilles. Je n'ai à constater ici qu'un insuccès que je livre dans tous ses détails aux réflexions des praticiens.

Obs. XVIII. *Amaurose. — Insuccès. — Essai d'une modification qui n'amène aucun résultat.* — Un habitant d'Honfleur, robuste, avec tous les signes de la force, âgé d'une cinquantaine d'années, à la tête d'une fortune et d'une exploitation considérables, eut le malheur de perdre la vue. Après avoir consulté tous les spécialistes, voire même les charlatans, après avoir suivi les traitements les plus divers, les médications les plus bizarres, il arriva chez M. Récamier avec un de nos confrères de Paris, M. Cordel, qui l'avait retiré des mains du somnambule, du vétérinaire et des hommes à remèdes secrets.

Des deux yeux du malade, l'un était absolument perdu, l'autre percevait un peu la lumière, c'est-à-dire que M*** savait distinguer un temps sombre d'un jour éclairé par le soleil, et que, dans un appartement, il distinguait de quel côté se trouvaient les fenêtres. C'est à cette dernière lueur qu'il rattachait toutes ses espérances. Les yeux étaient atteints d'amaurose, ils en portaient tous les caractères. — M. Récamier proposa l'électro-puncture, et le médecin ordinaire me pria de vouloir bien l'aider dans l'expérimentation de ce nouveau moyen. C'est sur l'œil encore sensible qu'il fut jugé nécessaire de commencer.

La pile à auge fut remplie d'un liquide légèrement acidulé, parce qu'il s'agissait d'agir sur un organe fort délicat. Puis on discuta la manière dont seraient placées les aiguilles. Il était urgent que le point de rencontre des deux courants eût lieu précisément sur la rétine ; dans ce but une aiguille fut placée au-dessus de l'arcade sourcilière et l'autre tout au bas de la paupière inférieure.

Nous commençâmes par trois ou quatre couples et nous n'avons jamais été au delà de six. Les séances étaient de 12 à 15 minutes, et, dans la même séance, nous avions le soin de varier la pose des aiguilles.

Pendant l'opération le malade percevait dans l'œil des espèces d'étincelles qui nous donnèrent grand espoir. — Le désir de guérir fit croire au pauvre patient qu'il y voyait un peu mieux, mais 10, 20, 30 séances eurent lieu sans bénéfices réels, et cependant, enhardis par M. Récamier, nous avions été jusqu'à placer les aiguilles sur la sclérotique.

Un jour, comme nous discutions, dans une consultation pour le malade, l'emploi extérieur d'une pommade belladonée, M. le professeur Récamier nous proposa d'essayer si les courants électriques ne pourraient point servir à faire entrer dans l'organe en traitement les principes médicamenteux de la belladone. A cet effet, nous remplîmes deux petits verres d'extrait de belladone concentré. Nous fîmes arriver dans chacun de ces verres un des fils conducteurs de nos piles galvaniques, puis, plongeant dans les mêmes verres d'autres fils conducteurs, nous les mîmes en contact avec nos aiguilles. On le voit, nous agissions avec des conducteurs brisés, et au point d'intersection l'extrait de belladone servait d'intermédiaire. Nous avons expérimenté ce procédé pendant 8 à 10 séances; nous étions obligés de rendre les courants beaucoup plus vifs parce qu'ils s'amoindrissaient dans la belladone; mais c'est là le seul phénomène que cette modification nous ait permis de constater.

Le docteur Tavignot m'a assuré avoir retiré des courants électriques des succès incontestables. Seulement, la proportion des succès ou améliorations dans ses nombreuses expériences ont été de deux sur dix. — Ce n'est point un encouragement considérable. — Je le livre tel qu'il est.

2° *Sur l'odorat et sur le goût.* — Ces deux sens, pour l'ordinaire, s'affectent mutuellement plus ou moins, et la perte des deux est la suite d'une paralysie, d'un état morbide des nerfs olfactifs et dégustateurs.

On comprend qu'en cas de paralysie, les courants électriques peuvent être d'une grande utilité; mais comme la perte de ces deux sens est le plus souvent le symptôme d'un catarrhe ou d'une autre maladie, comme, lorsque la perte de ces deux sens existe seule, les personnes qui en sont affectées ne s'en préoccupent pas et se gardent bien de prendre conseil, je ne connais aucun fait qui puisse servir d'exemple pour ou contre.

3° *Sur l'ouïe.* — Pour le sens de l'ouïe, c'est autre chose. J'ai dit ma répugnance à diriger les courants électriques trop près de l'organe encéphalique: je n'ai donc à apporter ici aucune observation personnelle.

Le docteur Labeaume a été plus heureux, et il cite un certain nombre de guérisons. Seulement, d'après son système médical, rapportant toute lésion à une lésion première des organes digestifs, il dit avoir rendu l'ouïe à certain malade en électrisant les plexus solaires et la moelle épinière.

4° *Tact et toucher.* —Ce que j'ai raconté des paralysies des hémiplexies, des prodromes de ramollissements prouvent que l'électricité peut avoir sur la lésion de sensibilité externe une influence des plus avantageuses.

IV. Influence de l'électricité sur le système lymphatique et sur la fonte des tumeurs ganglionnaires.

Sous ce point de vue, les courants électriques ouvrent tout un nouvel horizon au praticien.

Effectivement, le traitement des maladies lymphatiques est presque toujours général. — De l'iodure de potassium, des crucifères, des toniques, quelques applications astringentes, telle est la médication connue et employée.

Or, les courants électriques ajoutent à cette médication un moyen tout local qui en rend les bénéfices à peu près certains. Toutes les fois que les ganglions s'engorgent *passivement*, si je puis me servir de cette expression, c'est-à-dire toutes les fois que dans un développement exagéré de la circulation lymphatique les ganglions se gonflent et s'*endorment* dans ce gonflement, sans inflammation, sans activité, les courants électriques, la recomposition de ces courants et la stimulation qu'ils produisent, deviennent un moyen thérapeutique presque infaillible. Quand les ganglions s'engorgent sous l'influence d'un principe constitutionnel, syphilitique, strumeux ou dartreux, c'est autre chose; et cependant on peut encore, non-seulement par la stimulation, mais par l'action chimique des courants, arriver dans des cas semblables à des résultats avantageux.

Quand une tumeur est jugée simplement ganglionnaire et indolente, les courants électriques dirigés de façon à ce qu'ils se recomposent sur cette tumeur, y déterminent une activité, une inflammation passagère qui aide nécessairement à la fonte de cette tumeur, à sa résorption.

Obs. XIX. *Tumeur abdominale. — Électro-puncture. — Succès.* — Je tiens de M. Récamier lui-même l'observation que je vais rapporter.

La femme d'un commerçant, demeurant rue de la Verrerie,

était atteinte d'une tumeur abdominale qui comprimait si bien le colon que les excréments ne pouvaient plus passer. Son médecin ordinaire demande d'abord en consultation M. le docteur Amussat, qui trouva là le cas d'un anus artificiel. Toutefois, il désira prendre l'avis de M. Récamier. La malade était une femme d'une trentaine d'années, nerveuse comme toutes les femmes qui souffrent depuis longtemps, et tellement craintive de l'instrument tranchant, qu'elle n'aurait jamais pu se résoudre à se faire ouvrir un abcès. Les anesthésiques n'étaient point encore découverts, et dans l'examen qui précéda la consultation, la malade se prononça tellement contre toute tentative opératoire que, comme pis-aller, M. Récamier proposa l'électro-puncture. Le médecin ordinaire, homme sage et intelligent, fut parfaitement renseigné sur la manière de placer les aiguilles. Il n'avait qu'une pile galvanique à sa disposition; il soumit sa malade aux courants électriques saccadés, comme il avait été convenu. Au bout de huit jours, quelques matières excrémentielles passaient déjà par le rectum. Huit jours après, le médecin convoquait MM. Récamier et Amussat pour leur faire constater la diminution évidente de la tumeur abdominale. Un mois plus tard, la malade était absolument guérie.

Obs. XX. *Tumeur cervicale. — Électro-magnétisme. — Succès.* — Quelques mois après la narration de ce succès inattendu, je vis une jeune femme de 27 ans, blanche, grasse, lymphatique, portant au côté gauche du cou un ganglion tuméfié de la grosseur d'un œuf de poule. M. Hervé de Chégoin lui avait proposé l'opération. Son médecin habituel lui avait déclaré qu'il n'y avait pas d'autre moyen d'en finir. Je proposai l'électro-magnétisme, qui fut accepté avec reconnaissance. Je cernai la tumeur par deux plaques mouillées, tenues appliquées au cou par un ruban de soie et je fis communiquer à ces plaques les fils conducteurs de l'appareil de Clarck.

Dès la seconde séance (les séances étaient de 20 minutes), la tumeur nous sembla diminuée, et après un mois d'opérations semblables, la guérison était complète.

Obs. XXI. *Ovarite chronique. — Electro-puncture. — Demi-succès.*

— Madame D. H. a 35 ans; mariée depuis longues années à un homme qu'elle aime, elle n'en a jamais eu d'enfants; elle avait tout essayé pour se rendre féconde : traitement ferrugineux, eaux minérales, bains de mer, et tout cela sans aucun succès. Enfin, elle vint consulter M. Récamier, qui constata la matrice en bonne disposition, mais trouva l'un des ovaires engorgés. Il proposa de le modifier au moyen de courants électriques.

La pile au charbon venait de m'être apportée, et je l'employai dans les premières séances de ce traitement.

Deux plaques mouillées furent appliquées, l'une dans les reins, l'autre au-dessus de l'ovaire engorgé. Les courants étaient si benins, la sensation si faible, qu'au bout de sept à huit séances je passai à l'appareil de Clarck; après un mois de traitement par l'électricité, l'ovaire sembla être rentré dans ses limites, mais la dame n'en eut pas plus d'enfants, et tout dernièrement encore j'ai été contraint de lui faire deux ou trois petites saignées pour une inflammation des ovaires.

Obs. XXII. — *Splénite chronique. — Électro-magnétisme. — Succès de l'électricité, aidé par les cautères et le suc de grande chélidoine.* — Un ecclésiastique de la congrégation de Picpus, âgé d'une trentaine d'années, se présenta, il y a trois ans, dans le cabinet de M. Récamier avec une rate tellement développée, qu'elle dépassait l'ombilic et semblait remplir tout l'abdomen. Les sangsues, les cataplasmes, le *cura famis*, rien n'avait pu arrêter ce développement morbide, et le ventre du jeune homme était énorme.

M. Récamier fit d'abord appliquer deux larges cautères sur la paroi abdominale. Il mit le malade à l'usage du suc de grande chélidoine, et il m'engagea à soumettre la tumeur aux courants électro-magnétiques. Je lui donnai huit à dix séances de 20 minutes chaque, en employant l'appareil Breton, et poussant les courants à leur maximum. Les courants électriques fouettèrent en quelque sorte le travail de la résorption. Tous les huit jours, le jeune ecclésiastique était obligé de changer de vêtement, et il est parfaitement guéri. La rate est rentrée dans ses limites ordinaires.

Obs. XXIII. *Hépatite chronique.* — *Électro-magnétisme.* — *Insuccès.* — M. l'amiral M..., âgé d'une soixantaine d'années, avait contracté dans les pays chauds et dans les fatigues maritimes une inflammation chronique du foie qui aurait dû lui faire renoncer à sa carrière. Il arriva à Paris, jaune, poussif, avec les extrémités engorgées, — apyrexie complète. — M. Récamier fit d'abord appliquer au-dessus du foie un cautère à plusieurs pois, puis il engagea M. M*** à se soumettre à l'électro-magnétisme. Je me servis de l'appareil de Clarck; je cernai le foie en promenant tout à l'entour les plaques conductrices, mais bien loin d'obtenir de l'amélioration, la maladie qui tendait à la dégénérescence, ne tarda pas à s'aggraver et M. M... mourut bientôt d'un cancer hépatique.

Obs. XXIV. *Goîtres.* — *Électro-puncture.* — *Électro-magnétisme.* — *Demi-succès.* — Le premier goître que je traitai par l'électro-puncture était tellement dur, tellement bosselé, qu'une dégénérescence cancéreuse était évidente.

J'ai employé contre lui la pile à auge, la pile à charbon et enfin l'appareil de Clarck. Pendant les six mois que le malade se soumit à ce traitement, j'ai pu arrêter la marche de la maladie. C'était un bijoutier de 45 ans; il arriva chez moi avec une respiration embarrassée et les yeux à fleur de tête. Les premières séances d'électro-puncture le soulagèrent si bien, que je crus un moment à sa guérison; mais deux mois après, la maladie prit le dessus, et malgré les sétons, les cautères et le traitement le plus énergique, le malheureux mourut étouffé avec tous les symptômes d'une cachexie cancéreuse.

La seconde observation a eu lieu sur une femme de 30 ans, fort malheureuse d'avoir un gros cou et d'être obligée de le cacher. Je ne connaissais point encore l'électro-magnétisme, et après avoir usé toutes les ressources connues de la thérapeutique, j'en vins à l'électro-puncture. Les premières séances nous donnèrent de l'espoir; mais après un mois de traitement, il n'y avait aucune amélioration positive; la malade est retournée dans sa province.

Enfin, le sujet de la troisième est une de mes parentes, âgée de 23 ans, et dont le goître n'était pas très-développé. Je me suis servi de l'appareil Breton, et avec une dizaine de séances je n'en ai point obtenu la guérison; mais chacun a pu constater une amélioration positive.

Je crois que, pris au début et dans un âge où l'absorption est encore vivace, les goîtres pourraient être traités avec succès, par les courants galvaniques ou électro-magnétiques.

Si je ne craignais de multiplier les observations, je pourrais citer un grand nombre de tumeurs ganglionnaires guéries, ou tout au moins améliorées par l'influence des courants; mais je crois en avoir assez dit pour édifier et renseigner la sagacité de mes confrères. Seulement, je ne puis clore ce chapitre sans parler des résultats obtenus dans les scrofules. Il y a quelques mois encore, j'écrivais : « A plu- « sieurs reprises j'ai cherché à faire fondre par l'électricité « les ganglions scrofuleux du cou, je n'ai jamais obtenu la « moindre amélioration ! » Mais tout dernièrement, je suis arrivé à des amendements tels que j'espère maintenant parvenir jusqu'à guérison.

Obs. XXV. J'ai entrepris le traitement d'un jeune homme de 22 ans, qui a passé un temps considérable à l'hospice Saint-Louis, qui a été traité par la suite pendant près d'un an chez lui, sans le moindre résultat avantageux. Il est arrivé chez moi avec un cou tellement bosselé et tellement tuméfié, que le diamètre de son cou était presque le même que le diamètre de sa tête. Je l'ai soumis aux courants électro-magnétiques en les introduisant d'abord à l'aide des plaques mouillées. J'ai obtenu une diminution notable. J'ai ensuite employé les aiguilles et j'ai activé les courants au point de déterminer de petits foyers inflammatoires dans les plus grosses tumeurs. Dans quelques-unes, j'ai été jusqu'à produire de la suppuration. Cette suppuration s'est résorbée. — Maintenant, je n'ai plus que des noyaux assez durs à combattre et j'ai commencé depuis quelques jours l'usage de la pile à auge, chargée d'une pinte d'eau contenant 30 grammes d'hydriodate de potasse, et c'est un passage d'un livre de M. le docteur Fabre-Palaprat qui m'a conduit à cette expérience. Il a guéri de cette manière un hydro-sarcocèle. L'agent galvanique (écrit-il) ayant la puissance de décomposer les sels et de transporter leur acide à un pôle, et leur base à l'autre, j'ai pensé que je pourrais dans certaines circonstances retirer un grand avantage de l'emploi d'un sel d'iode, en le décomposant par la force de la pile et en l'introduisant directement dans les tumeurs au moyen des aiguilles. — L'événement a confirmé ma prévision.

On a essayé de l'influence des courants électriques dans un grand nombre de maladies.

I. On a cautérisé avec les étincelles produites par la recomposition des courants. M. Récamier a cautérisé de la sorte un cancer et il n'y a reconnu aucun avantage sur les caustiques ordinaires. La douleur était des plus intenses.

II. M. Meyrans dit avoir employé ce moyen avec succès pour faire avorter l'éruption variolique ; il cautérisait le premier ou le second jour à l'aide d'aiguilles introduites dans chaque saillie.

III. M. Pravaz a démontré sur deux animaux vivants la possibilité de détruire de la même manière le virus de la rage et le venin de la vipère.

IV. C'est encore à la propriété cautérisante des courants que je crois devoir rapporter les résultats obtenus dans l'électricité employée contre les varices. Ils déterminent dans les veines dilatées une véritable inflammation, analogue à l'inflammation causée par la ligature.

V. Dans les anévrismes, on est parvenu, à l'aide des courants électriques, à faire coaguler le sang des poches anévrismales. On les y introduit à l'aide d'aiguilles de platine.

VI. MM. Prevost et Dumas ont cherché à décomposer les calculs dans la vessie au moyen de la pile.

VII. Enfin on a employé l'électricité et avec succès, dit-on, dans le tétanos, dans la chorée, dans le choléra. Pour mon compte, pendant la dernière épidémie cholérique qui a désolé la capitale, j'ai eu plusieurs fois l'occasion d'appeler les courants électriques à mon aide. Je les ai promenés sur tout le système nerveux ganglionnaire, je les ai particulièrement concentrés sur le système respiratoire quand survenaient les terribles symptômes d'asphyxie. Je n'ai jamais obtenu de bénéfices bien avérés.

IMPRIMERIE DE H. VRAYET DE SURCY ET C.,
rue de Sèvres, 37.

www.ingramcontent.com/pod-product-compliance
Ingram Content Group UK Ltd.
Pitfield, Milton Keynes, MK11 3LW, UK
UKHW020405220726
13923UKWH00004B/1755